INTRODUCCIÓN

¡Hola! mi nombre es Verónica y fui diagnosticada con Diabetes Tipo 1 el 9 de agosto de 2018 (a los 11 años de edad). Desde entonces, cada día me inspiro más al entender cómo funciona mi cuerpo. Nadie escoge tener Diabetes Tipo 1, y por eso todas las personas con esta condición deben sentirse seguras de sí mismas.

Cuando recién me diagnosticaron con Diabetes Tipo 1, estaba realmente asustada y abrumada, pero después de unos cuantos días me volví más valiente y comencé a sentirme empoderada y más segura. Es por eso que decidí escribir "Desde mis Ojos", con la esperanza de ayudar a niños, como yo, a entender cómo manejar la diabetes con mayor facilidad y poder sentirse mucho más tranquilos y menos asustados.

I0105984

1

I. REVISANDO EL AZÚCAR EN TU SANGRE

Te vas a tener que revisar la sangre 4 - 6 veces al día. ¡Pero no te preocupes, yo te enseñaré todo lo que necesitas saber! Al comienzo el nivel de azúcar en tu sangre va a subir y bajar, subir y bajar... pero no te preocupes, es normal. Lo importante es que siempre tengas contigo un dulce de 15 carbohidratos (o tabletas de glucosa) en caso de que te baje el azúcar. El azúcar esta baja cuando está en 70 o menos. Cuando el azúcar en la sangre está alta es porque te inyectaste menos insulina de la que necesitabas para los carbohidratos que te comiste, o tu doctor debe recalcular tu dosis de insulina. Pero tu doctor se va a encargar de eso así que no te preocupes.

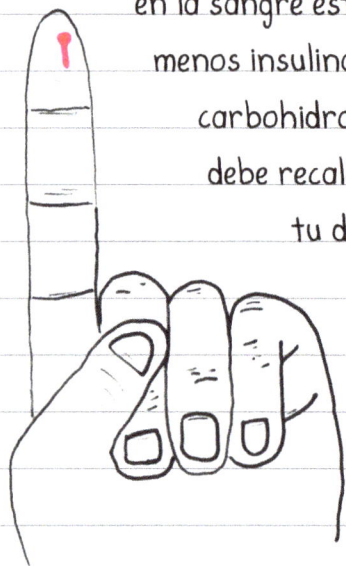

Yo siempre tengo conmigo gomitas en caso de que caiga mi azúcar :)

2

ENCUESTA # 1

1. ¿Ya te mediste el azúcar en la sangre sólo por primera vez?

2. ¿Como te sientes midiéndote el azúcar en la sangre todos los días?
a. Me siento bien
b. Me siento asustado(a)
c. Estoy muy bravo(a)
d. Me siento...

3.¿ En una escala de 1-10, cuánto te dolió la primera vez?

4. ¿Con qué dedo te sientes más cómodo?

2. LA INYECCIÓN DE INSULINA

Yo pensé que inyectarme sería la parte más difícil. Primero, porque le tenía muchísimo miedo a las agujas, y segundo, solo la idea de tener que hacer esto cada vez que comía me parecía fastidiosísimo. Ahora, para mí, esta es la parte más fácil. ¡Estas inyecciones no duelen! Se vuelven parte de tu día y rutina. El doctor te da dos tipos de inyecciones de insulina, uno se usa en la noche, y la otra se usa antes de comer si es que vas a comer carbohidratos.

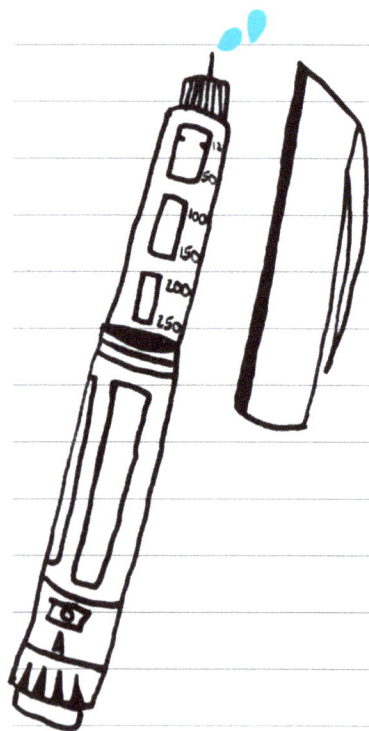

¡Si te inyectas rápido, duele menos!

ENCUESTA # 2

1. ¿Cuáles son los nombres de tus dos tipos de inyecciones de insulina?

2. ¿Cuántas unidades de insulina te inyectas en la noche?

3. ¿Lo haces tú mismo(a)?

4. En una escala de 1-10, ¿Cuánto te duele?

3. VOLVIENDO AL COLEGIO

Contarles a tus amigos es difícil, pero te recomiendo que les cuentes antes de volver al colegio. Realmente es importante que tus amigos sepan, ellos te van a apoyar al 100%. Es normal estar nervioso. Un buen consejo es decírcelo primero a uno de tus mejores amigos, así te puede ayudar. Esto realmente me ayudó a mí. Puedes hacerlo a través de un mensaje de texto, una llamada, en persona, uno por uno, o como creas que pueda ser más fácil, solo recuérdate de tener confianza.

Quizás piensas que cuando vuelvas al colegio la gente se quedará mirándote, pero si lo piensas bien te darás cuenta que no te ves diferente, eres la misma persona. Así que la gente no se quedará mirándote, y si lo hacen, piensa en esto... ¡Eres una estrella! Eres una persona valiente, y eso es lo que la gente piensa cuando te ve.

AUTOBUS ESCOLAR

Yo les mandé un mensaje de texto a mis amigos para contarles.

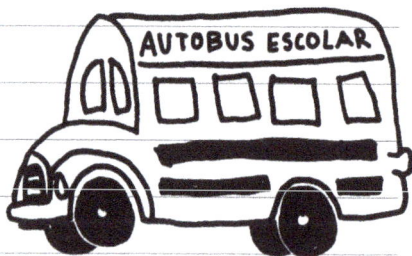

ENCUESTA # 3

1. ¿Cómo le quieres contar a tus amigos?

2. Si ya les contaste, ¿Cómo se los contaste?

3. ¿Cómo reaccionaron tus amigos?

4. ¿Te sientes cómodo(a) con que lo sepan?

5. ¿Como fue tu regreso al colegio?
a. Estuvo normal, porque...

b. Fue grandioso, porque...

c. Pudo haber sido mejor, porque...

4. LA FASE DE LA LUNA DE MIEL

¿No lo sabías? ¡Te vas de luna de miel! Bueno...
luna de miel para alguien con diabetes. La fase de
la luna de miel es cuando el cuerpo está usando la
poca insulina que encuentra. Esta fase a veces dura
6 meses, 1 semana, 2 meses, o quizás mucho más
tiempo. Nadie sabe con seguridad cuánto durará,
solo se sabe que entre más saludable comas y estés
más activo, más tiempo puede durar. ¡Algunos días
durante el período de tu luna de miel, podrías no
tener que inyectarte insulina!

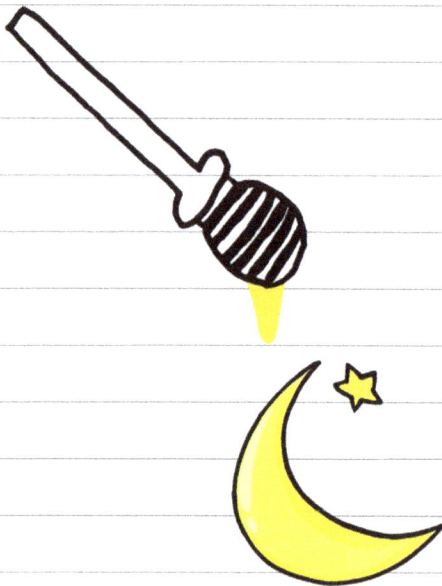

5. EL SENSOR MEDIDOR DE GLUCOSA

Piénsalo así, el sensor es tu amigo. No tienes que tenerlo, pero te facilita la vida. Se pega a tu cuerpo con un pellizco pequeñito que no duele, sólo hace un sonido que a veces asusta, pero en verdad no duele. El sensor mide tu azúcar en la sangre automáticamente cada 5 minutos y te avisa a través de una alarma cuando tu nivel de azúcar baja o cuando sube mucho. El sensor viene con instrucciones sobre cómo colocártelo.

Pruébatelo en la nalga porque allí lo sentirás menos :)

6. EMOCIONES

Sí, será estresante, y sí, a veces será difícil ¡Pero no escondas lo que sientes! Llora si tienes ganas llorar, enójate si necesitas enojarte. Todas tus emociones se encuentran en el mismo lugar. Si no te permites sentir tus emociones de rabia o tristeza, tampoco vas a poder sentir tus emociones de alegría y de felicidad. No eres "fuerte" si no lloras... Todos lloramos. Las personas fuertes de verdad lloran cuando necesitan llorar, y cuando suceden cosas alegres, son los más felices.

A veces se siente mejor hablar de tus emociones con alguien especial para ti. Puede ser un amigo, un hermano, un padre, un primo, etc. Y si te enojas puedes abrazar una almohada y gritar muy fuerte, aunque parezca cómico, ayuda a soltar la rabia y calmar tu frustración.

Usualmente yo hablo con mis padres

ENCUESTA # 4

1. ¿Es fácil para ti sentir y hablar de tus emociones?

2. ¿Qué haces cuando te sientes enojado(a)?

3. ¿Con quién te gusta hablar sobre cómo te sientes?

4. Usa este espacio para escribir cómo te sientes con tu diagnóstico de Diabetes Tipo I.

7. LA COMIDA

Aunque puedes comer lo que quieras, es mejor no comer demasiados carbohidratos, porque aunque te inyectes insulina para los carbohidratos que vas a comer, nunca es 100% exacto lo que tu cuerpo necesita. Y por eso, si comes una gran cantidad de carbohidratos es muy probable que tu azúcar se suba mucho y luego baje mucho. Siempre es mejor ser inteligente comiendo carbohidratos. Cuando vayas a comer, analiza tu plato y pregúntate, "¿Estoy siendo inteligente con los carbohidratos?, "¿Esta comida es buena para mí?" Sé bueno con tu cuerpo, toma decisiones inteligentes, y mantente saludable.

No tienes que comer menos, solo tienes que comer mejor para cuidarte lo más posible.

¡Ve a la página 17 para ver un video divertido hecho por mi para aprender a contar carbohidratos!

8. EL CIELO ES EL LIMITE

¡La diabetes no te impedirá hacer NADA! El cielo es el límite. Si te gustan los deportes y quieres ser un atleta, la diabetes no te detendrá. La diabetes parece difícil, por eso quizás piensas que la diabetes te va a detener de hacer lo que te encanta. La diabetes solo te hará más fuerte. ¿Por qué te hará más fuerte? Porque aprenderás a conocer mejor tu cuerpo, y serás más consciente de comer sano. Hay gente que no entiende bien la diabetes, así que no dejes que nadie te detenga, siempre recuerda, el cielo es el límite!!!

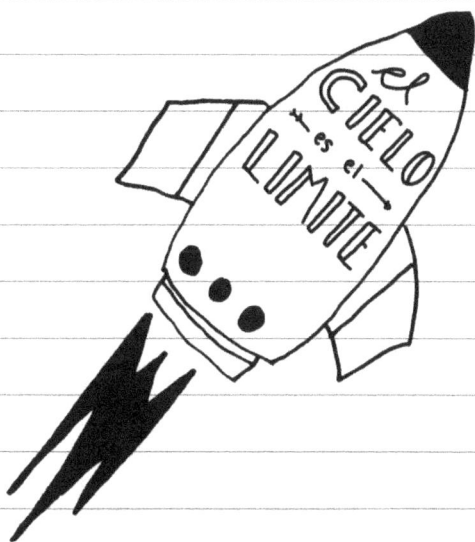

RECONOCIMIENTOS

Hay tantas personas a las que quiero agradecer, no sé dónde estaría sin ellas. Comencemos con mis padres, que me dan amor y apoyo incondicional todos los días. Mi mamá me ayudó a montar todo lo que escribí y dibujé en este libro en la computadora, y cada día investiga más sobre la diabetes para ayudarme. Mi papá, es el primero en llamarme cuando mi azúcar está muy baja, para asegurarse que ya haya comido algo y subirla.

Mis increíbles doctores, Lizette y Dr. Nemery, son sin duda los mejores doctores que he podido pedir. Por último, mi amiga Nikki, que también tiene Diabetes Tipo 1. El día después de salir del hospital, ella vino a mi casa para ayudarme y darme consejos.

SOBRE EL AUTOR

Verónica Halfen nació el 9 de Noviembre del 2006 en Caracas, Venezuela. Dos años después se mudó a Miami, Florida con su familia. Tene dos hermanos; un hermano mayor, Eduardo, y un hermano menor, Alexander. Y sus padres Stephanie y Ricardo. Siempre le ha encantado escribir y dibujar, por eso este libro ha sido una gran aventura. Le encanta divertirse con sus amigos, practicar muchos deportes, y hacer todo tipo de actividades al aire libre. También le encanta cocinar, la fotografía, y hacer videos.

RESPUESTAS DE LA CONTRAPORTADA

-¿Qué hice para tener Diabetes Tipo 1?

   ¡Absolutamente nada! Lamentablemente, los médicos aún no saben porque alguien desarrolla Diabetes Tipo 1, pero lo que saben con certeza es que nada de lo que hiciste la causó.

- ¿La obtuve porque comí demasiado azúcar?

   No, no desarrollas Diabetes Tipo 1 por comer demasiada azúcar.

-. ¿Si tengo Diabetes Tipo 1, puedo comer azúcar?

   Si, pero trata de tener tus límites.

-. ¿La Diabetes Tipo 1 es contagiosa?

   No, no lo es.

Si tienes más preguntas, me puedes escribir a:

vero.frommyeyes@gmail.com

¡Aprende a contar
carbohidratos conmigo!
Escanea este código QR :)

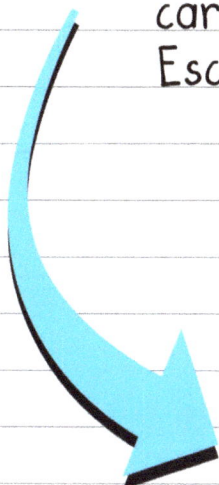

NOTAS...

www.ingramcontent.com/pod-product-compliance
Lightning Source LLC
Chambersburg PA
CBHW042248040426
42335CB00043B/3135